ABNEHMEN LEICHT GEMACHT!

Weight-Watcher mit dem Thermomix

ANNA KORTE

Inhaltsverzeichnis

1. IDEE

Noch nie war Abnehmen so einfach und schnell. Kombiniert man das simple Weight-Watcher Punkte Konzept mit der Einfachheit und Schnelligkeit des Thermomix ergibt das eine neue Wunderwaffe zum Abnehmen!

Anna Korte stellt in diesem Buch 50 Rezepte aus unterschiedlichen Kategorien vor, jeweils mit den entsprechenden Weight-Watcher Punktangaben! So lassen sich die Tagesgerichte einfach anhand der Punkte planen. Hauptgerichte bilden natürlich die größte Rezeptkategorie, aber auch Rezepte für Vor- und Nachspeisen sind in diesem Buch enthalten. Die Kategorien sind folgendermaßen geordnet:

Suppen
Viele gesunde Suppen, einige davon vegan oder vegetarisch.

Salate:
Vom klassischen Thunfischsalat bis zum Rohkostsalat oder Farmersalat. In dieser Kategorie sind einige kreative Rezepte versteckt!

Hauptgerichte:
Das größte Kapitel! Aufläufe, Pasta, Geflügel- oder Fischgerichte

finden Sie zum Beispiel hier. Viele Anregungen also für ein leckeres Mittag oder Abendessen.

Nachtisch:

Süße Rezepte wie Kaiserschmarrn, Eis oder Jogurt werden hier beschrieben.

2. SUPPEN

2.1 INGWER-KAROTTEN-SUPPE

WEIGHT WATCHER PUNKTE

7 pro Portion

ZUTATEN

2 Portionen

- 2 kleine Zwiebeln
- 500g Karotten
- 300g Kartoffeln
- 1 Stücken Ingwer
- 1 Stück Zitrone
- 600g Gemüsebrühe
- 80g Kokosnussmilch
- 1 Prise Salz
- 1 Prise Pfeffer

ZUBEREITUNG

- Zwiebeln, Karotten und Kartoffeln schälen und in Würfel schneiden.
- Den Ingwer ebenfalls schälen und klein hacken.
- Alle Zutaten zusammen mit Wasser und Gemüsebrühe in den Thermomix geben.
- Für 25 Minuten bei 90 Grad Celsius auf Stufe 1 kochen.
- Die Zitrone auspressen und den Saft zusammen mit der Kokosnussmilch zur Suppe geben.

- Alles für 3 Minuten auf Stufe 1 bei 90 Grad Celsius aufkochen.
- Anschließend alles für circa 20 Sekunden auf Turbo pürieren.

2.2 KAROTTEN-JOGHURT-SUPPE

WEIGHT WATCHER PUNKTE

0 pro Portion

ZUTATEN

2 Portionen

- 450g Karotten
- 1 Zwiebel
- 2 TL Gemüsepaste
- 1,2l Wasser
- 1 TL getrockneter Estragon
- 0,5 TL Salz
- 0,5 TL Pfeffer
- 1 EL Zitronensaft
- 2 EL Joghurt
- 2 TL Öl

ZUBEREITUNG

- Zwiebel und Karotten schälen und in Stücke schneiden.
- Anschließend in den Thermomix geben und für 5 Sekunden auf Stzfe 5 zerkleinern.
- Das Öl hinzugeben und für 10 Minuten auf Stufe 1,5 bei 90 Grad Celsius andünsten.
- Mit dem heißem Wasser ablöschen und die Gemüsepaste, Salz, Pfeffer und den Estragon hinzugeben.
- Für 15 Minuten auf Stufe 2 bei 95 Grad Celcius köcheln lassen bis das Gemüse gar ist.

- Die Suppe für 30 Sekunden auf Stufe 7 pürieren.
- Mit Salz, Pfeffer und Zitronensaft abschmecken.
- Den Joghurt erst kurz vor dem Servieren auf die Suppe geben.

2.3 KAROTTENCREMESUPPE

WEIGHT WATCHER PUNKTE

7 pro Portion

ZUTATEN

6 Portionen

- 500g TK Babymöhren
- 1l Wasser
- 1 Würfel Gemüsebrühe
- 30g Speisestärke
- 1 1/2 Tl Salz
- 1/4 TL Pfeffer
- 40g Bouillon-Gemüse
- 250g TK Erbsen
- 4 Wiener Würstchen
- 100g Schmelzkäse
- 2 Prisen Cayenne-Pfeffer

ZUBEREITUNG

- Babymöhren in den Thermomix geben und für 5 Sekunden auf Stufe 7 zerkleinern.
- Wasser, Speisestärke, Salz, Pfeffer, Brühwürfel und das Bouillon-Gemüse zugeben und den Deckel schließen.
- Die tiefgekühlten Erbsen im Varoma-Behälter und im Einlegeboden verteilen.
- Die Würstchen auf die Erbsen im Einlegeboden legen.

- Alles verschließen und auf den Thermomix setzen. 25 Minuten/Varoma/Stufe 1 garen.
- Die Würstchen kurz vor Ablauf der Garzeit herausnehmen und in Scheiben schneiden.
- Anschließend zusammen mit den Erbsen warmstellen.
- Schmelzkäse und den Chayenne-Pfeffer in den Thermomix geben.
- Für 25 Sekunden von Stufe 5 auf Stufe 8 schrittweise ansteigend pürieren.
- Die warmgesteltten Erbsen und Würstchen zugeben.

2.4 TOMATENSUPPE

WEIGHT WATCHER PUNKTE

3,5 pro Portion

ZUTATEN

1 Portion

- 1 Zwiebel
- 1 Knoblauchzehe
- 1 TL Pflanzenöl
- 1 TL Tomatenmark
- 100g geschälte Tomaten
- 1/2 TL Rosmarin
- 100ml trockener Rotwein
- 150ml Gemüsebrühe
- 1 Prise Zucker
- 1 TL Zitronensaft
- Salz und Pfeffer
- 1TL saure Sahne

ZUBEREITUNG

- Knoblauch und Zwiebel in den Mixtopf geben und auf Stufe 5 für 5 Sekunden zerkleinern.
- Das Öl hinzugeben und für 2 Minuten auf Stufe 1 Varoma andünsten.
- Alle anderen Zutaten (außer der Sahne) zufügen.
- Für 5 Minuten auf Stufe 1 bei 90 Grad Celsius erhitzen.
- Mit Salz und Pfeffer würzen.

- Anschließend die Suppe mit der saueren Sahne einrichten.

2.5 KÜRBISSUPPE MIT PUTENHACK

WEIGHT WATCHER PUNKTE

2 pro Portion

ZUTATEN

4 Portionen

- 450g Hokkaido Kürbis, entkernt, in Stücke geschnitten
- 200g Kartoffeln, geschält, in Stücke geschnitten
- 200g Möhren, geschält, in Stücke geschnitten
- 1 Zwiebel, geschält und geviertelt
- 700ml Gemüsebrühe
- 200g Créme Légére
- Salz
- Pfeffer
- Petersilie
- 400g Geflügelhackfleisch
- 1 Knoblauchzehe
- 2 Stück Lauchzwiebeln
- 2 EL ÖL

ZUBEREITUNG

- Den Knoblauch und die Zwiebeln in den Thermomix geben.
- Für 3 Sekunden auf Stufe 5 zerkleinern.
- Das Öl hinzugeben und bei 100 Grad Celsius auf Stufe 1 für 2 Minuten andünsten.
- Gemüse und Gemüsebrühe zugeben.

- Alles bei 100 Grad Celsius auf Stufe 1 für 20 Minuten kochen lassen.
- Créme Légére, Salz, Pfeffer und Petersilie hinzufügen.
- Für 5 Sekunden auf Stufe 5 durchlaufen lassen.
- Das Hackfleisch und die Lauchzwiebelringe mit Salz und Pfeffer würzen, krümelig anbraten und zum Schluss unter die Suppe heben.

2.6 SÜẞKARTOFFELSUPPE

WEIGHT WATCHER PUNKTE

6 pro Portion

ZUTATEN

4 Portionen

- 1 handvoll Petersilie
- 1 Tomate
- 1 Zwiebel
- 1-2 Zehen Knoblauch
- 10g Ingwer
- 30g Öl
- 500g Süßkartoffeln, in großen Stücken
- 1 Karotte, in großen Stücken
- 1 TL Sojasauce
- Curry
- Pfeffer
- 1 Prise Zimt
- 1 Prise Koriander
- Salz
- 1 EL saure Sahne
- 500g Gemüsebrühe

ZUBEREITUNG

- Die Petersilie und die Tomate im Mixtopf für 5 Sekunden auf Stufe 5 zerkleinern und anschließend umfüllen.

- Knoblauch, Ingwer und Zwiebel in den Thermomix geben und alles auf Stufe 5 für 5 Sekunden zerkleinern.
- Das Öl hinzufügen und alles für 2 Minuten auf Stufe 2 bei 100 Grad Celsius andünsten.
- Süßkartoffeln und Karotten in Stücke hinzugeben und auf Stufe 5 für 5 Sekunden zerkleinern.
- Die Gemüsebrühe, die Sojasauce und alle Gewürze hinzugeben und 15 Minuten bei 100 Grad Celsius auf Stufe 2 kochen und anschließend für 45 Sekunden auf Stufe 10 alles pürieren.
- Zum Schluss die saure Sahne und die Petersilie/Tomaten zufügen und alles für 5 Sekunden auf Stufe 2 verrühren.

2.7 HÜHNERSUPPE

WEIGHT WATCHER PUNKTE

5 pro Portion

ZUTATEN

4 Portionen

- 6 Karotten in Stücke
- 2 Stangen Lauch in Stücken
- 1,2l Gemüsebrühe
- 200g Spargel in kleine Stücke
- 80g Suppennudeln
- 2 Prisen Salz
- 2 Prisen Pfeffer
- 500g Hähnchenbrustfilet

ZUBEREITUNG

- Möhren- und Lauchstücke in den Thermomix geben und auf Stufe 5 für 6 Sekunden zerkleinern.
- Die Gemüsebrühe in den Thermomix geben. Die Hähnchenbrustwürfel in den Varoma legen und den Varoma aufsetzen und für 30 Minuten auf Stufe 1 garen. Nach 15 Minuten das Fleisch einmal wenden.
- Varoma zur Seite stellen. Die Spargelstücke und Nudeln in den Thermomix geben und den Messbecher aufsetzen. Für 5 Minuten auf Stufe 1 bei 90 Grad Celsius garen.
- Alles zusammen in einen Topf geben und mit Salz und Pfeffer abschmecken.

2.8 GEMÜSECREMESUPPE

WEIGHT WATCHER PUNKTE

0 pro Portion

ZUTATEN

2 Portionen

- 1 Blumenkohl
- 1 Paprika
- 2 Frühlingszwiebeln
- 600ml Gemüsebrühe
- Gewürze

ZUBEREITUNG

- Den Blumenkohl in Röschen zerteilen sowie die Paprika und die Frühlingszwiebeln klein schneiden.
- Das Gemüse sowie die Gemüsebrühe in den Thermomix geben und für 15 Minuten bei 100 Grad Celsius auf Stufe 2 garen.
- Nach 15 Minuten alles mit Salz, Pfeffer, Curry und Chili würzen.
- Zum Schluss alles für 35 Sekunden auf Stufe 4-8 schrittweise ansteigend pürieren.

2.9 ZUCCHINI-GURKEN-SUPPE

WEIGHT WATCHER PUNKTE

2 pro Portion

ZUTATEN

4 Portionen

- 1 Zwiebel
- 2 Knoblauchzehen
- 1 TL ÖL
- 300g Zucchini
- 100g Gurke
- 100g Karotten
- 500g Wasser
- 1 EL Suppengewürze
- 3 EL Frischkäse
- Salz und Pfeffer

ZUBEREITUNG

- Zwiebel und Knoblauch in den Thermomix geben und alles für 5 Sekunden auf Stufe 5 zerkleinern.
- Das Öl hinzugeben und für 2 Minuten auf Stufe 1/Varoma andünsten lassen.
- Zucchini, Gurke, Wasser, Suppengewürze und Karotten zugeben und nach Geschmack salzen und pfeffern.
- Alles für 2 Sekunden auf Stufe 6 zerkleinern.
- Anschließend das Ganze für 15 Minuten bei 100 Grad Celsius auf Stufe 1 köcheln lassen.

- Zum Schluss den Frischkäse zugeben und nochmals für 15 Skeunden auf Stufe 10 pürieren.

2.10 BROKKOLISUPPE

WEIGHT WATCHER PUNKTE

4 pro Portion

ZUTATEN

2 Portionen

- 2 Zwiebeln, halbiert
- 1 Knoblauchzehe
- 1 TL Rapsöl
- 500g Brokkoli, in Röschen
- 0,5l Gemüsebrühe
- 125g fettarme Milch
- Salz
- Pfeffer
- 4 EL Rama Cremfine

ZUBEREITUNG

- Knoblauch und Zwiebeln in den Thermomix geben und für 6 Sekunden auf Stufe 6 zerkleinern.
- Das ÖL hinzugeben und alles für 3 Minuten bei 100 Grad Celsius auf Stufe 1 andünsten.
- Die Brokkoliröschen, die Gemüsebrühe sowie die Milch hinzufügen und alles für 15 Minuten /Varoma/Stufe 1 garen.
- Salz, Pfeffer und Cremefine zugeben und alles für 20 Sekunden auf Stufe 8 pürieren.

3. SALATE

3.1 THUNFISCHSALAT

WEIGHT WATCHER PUNKTE

3 pro Portion

ZUTATEN

2 Portionen

- 1 Paprika, gewaschen, entkernt und geachtelt
- 1 Möhre, geschält und in Stücken
- 1 Dose Thunfisch im Saft
- 60g Kidneybohnen
- 45g Mais
- 3 EL Wasser
- 1 EL Balsamico Essig
- 5g Rapsöl
- 5g Honig
- 5g Senf
- Salz
- Pfeffer

ZUBEREITUNG

- Möhre und Paprika in den Thermomix geben und alles für 8 Sekunden auf Stufe 4,5 zerkleinern.
- Den Thunfisch, die Kidneybohnen und den Mais hinzugeben und alles auf Linkslauf auf Stufe 2 für 10 Sekunden vermischen.

- Anschließend die restlichen Zutaten hinzugeben und im Linkslauf für 20 Sekunden auf Stufe 2 vermischen.

3.2 FARMERSALAT

WEIGHT WATCHER PUNKTE

3 pro Portion

ZUTATEN

1 Portion

- 100g Möhren, geschält
- 1/2 Portion Lauch, in Stücken
- 100g Sellerie, in Stücken
- 2 TL Mayonaise, fettarm
- 150g Joghurt, fettarm
- 1 TL Tomatenmark
- 2 Prisen Salz
- 2 Tropfen flüssiger Süßstoff
- 1 Prise Pfeffer

ZUBEREITUNG

- Möhren, Sellerie und Lauch in den Thermomix geben und für 3 Sekunden auf Stufe 5 zerkleinern.
- Mayonaise, Joghurt, Tomatenmark und Gewürze hinzugeben und für 5 Sekunden auf Stufe 3 und im Linkslauf verrühren.

3.3 KOHLRABISALAT

WEIGHT WATCHER PUNKTE

3,5 pro Portion

ZUTATEN

2 Portionen

- 500g Kohlrabi, geviertelt
- 1/2 Bund frische Petersilie
- 1 1/2 TL Gemüsebrühe
- 1/2 TL Salz
- etwas Pfeffer
- 2 EL Rapsöl
- 1 TL Balsamico
- 1 EL saure Sahne

ZUBEREITUNG

- Den geviertelten Kohlrabi mit allen anderen Zutaten in den Thermomix geben.
- Für 6 Sekunden auf Stufe 4 zerkleinern.

3.4 KÄSESALAT

WEIGHT WATCHER PUNKTE

4 pro Portion

ZUTATEN

2 Portionen

- 200g Harzer Käse
- 200g Paprika, in Stücken
- 100g Gewürzgurken, in Stücken
- 1 kleine Zwiebel, geschält und geviertelt
- 1/4 TL Salz
- 1/4 TL Pfeffer
- 1 EL Essig
- 2 TL Pflanzenöl

ZUBEREITUNG

- Alle Zutaten in den Thermomix geben und auf Stufe 4 für 8-10 Sekunden vermischen.

3.5 TORTELLINISALAT

WEIGHT WATCHER PUNKTE

12 pro Portion

ZUTATEN

1 Portion

- 1/2 rote Paprika
- 2 Scheiben gekochter Schinken
- 1 Frühlinhszwiebel
- 180g gegarte Tortelli
- 2 EL Erbsen
- 4 TL Mayonaise, fettarm
- 60g Joghurt
- 1-2 EL Weißweinessig
- Salz
- Pfeffer
- Basilikumblätter

ZUBEREITUNG

- Paprika und Schinken in den Thermomix geben, auf Stufe 5 für 3 Sekunden zerkleinern und in eine Schlüssel umfüllen.
- Die Frühlingszwiebel im Thermomix kurz auf Stufe 6 zerkleiern und ebenfalls in die Schlüssel umfüllen.
- 1 Liter Wassser in den Thermomix geben und die Tortellini in den Gareinsatz geben.
- Für 15 Minuten auf Stufe 3 bei 100 Grad Celsius garen.

- Die gegarten Tortellini, die Erbsen, Mayonaise un den Joghurt mit der Mischung aus der Schüssel vermengen.
- Zuletzt den Salat mit Salz und Pfeffer abschmecken und mit Basilikumblätter garnieren.

3.6 HESSICHER SPARGELSALAT

WEIGHT WATCHER PUNKTE

3 pro Portion

ZUTATEN

2 Portionen

- 500g Cocktailtomaten, halbiert
- 1 Bund Schnittlauch, in Ringe geschnitten
- 1/2 Bund Frühlingszwiebeln, in Ringe geschnitten
- 3 Scheiben gekochter Schinken, in dünne Streifen geschnitten
- 1000g Spargel
- 1 TL Zucker
- 2 TL Salz
- 1l Wasser

Dressing

- 2 Prisen Salz
- 1 Prise Salz
- 2 EL Rama legeré
- 1 EL Senf
- 1 TL Rapsöl
- 5 EL weißer Balsamicoessig

ZUBEREITUNG

- Den Spargel schälen, in Stücke schneiden und in den Varoma legen.

- In den Thermomix 1l Wasser, 2 TL Salz und in 1 TL Zucker geben.
- Den Deckel und Varoma aufsetzen und für 20 Minuten auf Stufe 1/Varoma garen.
- Tomaten halbieren, Schnittlauch und Frühlingszwiebeln in Ringe schneiden und in eine Schüssel geben.
- Den gegarten und abgekühlten Spargel zugeben.
- Alle Zutaten für das Dressing in den Thermomix geben und für 1 Minute auf Stufe 4 emulgieren.
- Das Dressing zum Schluss über den Salat geben und gut vermischen.

3.7 PUTEN-KOHLRABI-SALAT

WEIGHT WATCHER PUNKTE

4 pro Portion

ZUTATEN

2 Portionen

- 75g Putenbrust, gegart, Aufschnittsscheiben
- 200g Kohlrabi, in Stücken
- 70g Radieschen, halbiert
- 1 handvoll Petersilie
- 70g Schmand
- Salz
- Pfeffer
- Zitronensaft

ZUBEREITUNG

- Die Putenbrust in den Thermomix geben und für 3 Sekunden auf Stufe 4 zerkleinern.
- Anschließend alle restlichen Zutaten hinzugeben und auf Stufe 4 für 8 Sekunden zerkleinern.
- Zum Schluss alles mit Salz, Pfeffer und Zitronensaft abschmecken.

3.8 ROTKOHLSALAT MIT OBST

WEIGHT WATCHER PUNKTE

3 pro Portion

ZUTATEN

4 Portionen

- 600g Rotkohl
- 2 TL Salz
- 4 TL Rosinen
- 1 Banane
- 1 Apfel
- 1 Orange
- 1 Zwiebel
- 4 EL Öl
- 2 TL Honig
- 4 EL Zitronensaft

ZUBEREITUNG

- Den Rotkohl vierteln und in mehreren Schritten für je 3 Sekunden auf Stufe 5 häckseln.
- Anschließend in eine andere Schüssel umfüllen, mit Salz betreuen, umrühren und für 2 Stunden ziehen lassen.
- Die Banane in Scheiben und den Apfel in Würfel schneiden und zusammen mit den Rosinen über den Rotkohl geben. Die Orange filetieren und über den Rotkohl geben.

- Öl, Honig und Zitronensaft in den Thermomix und für 8 Sekunden auf Stufe 5 vermischen, über den Salat geben, alles gut vermengen und für einige Stunden alles ziehen lassen.

3.9 LEICHTER BROKKOLISALAT

WEIGHT WATCHER PUNKTE

1,5 pro Portion

ZUTATEN

4 Portionen

- 70g Möhren, geschält, in Stücken
- 100g Rotkohl, in schmalen Streifen
- 120g Brokkoli, in Stücken
- 200g Paprika, in Stücken, ohne Kerne
- 300g Äpfel, geviertelt, ohne Kerngehäuse
- 2 TL Öl
- 4 TL Essig
- 1/2 TL Salz
- 2-3 Prisen Pfeffer
- 1 1/2 TL Senf, mittelscharf
- 1 TL Honig
- 2 EL Salatkräuter, frisch

ZUBEREITUNG

- Alle Zutaten in den Thermomix geben und für 5 Sekunden auf Stufe 4,5 zerkleinern.
- Sollten dennoch noch größere Stücken sichtbar sein, nochmals für 1 Sekunden auf Stufe 4,5 zerkleinern.

3.10 OBSTSALAT

WEIGHT WATCHER PUNKTE

5 pro Portion

ZUTATEN

2 Portionen

- 1 Stück Ingwer
- 1 Möhre, in Stücken
- 1 Banane
- 1 Apfel
- 1 Birne
- 1 Orange
- 1 halbe Zitrone
- 5 TL Ahornsirup
- 1 Kiwi

ZUBEREITUNG

- Saft aus der Zitrone pressen und die Schale der Zitrone mit einem Sparschäler entfernen.
- Mit dem Ingwer und der Möhre in den Thermomix geben und auf Stufe 8 für 5 Sekunden pürieren.
- Das Obst in gleich große Stücke schneiden und zusammen mit den Ahornsirup in den Thermomix geben.
- Für 3 Sekunden auf Stufe 4 grob zerkleinern. Anschließend auf Stufe 2 für 4 Sekunden vermischen.

4. HAUPTGERICHTE

4.1 RISOTTO MIT CHAMPIGNONS

WEIGHT WATCHER PUNKTE

5 pro Portion

ZUTATEN

4 Portionen

- 2 Zwiebeln, halbiert
- 2 Zehen Knoblauch
- 10g Olivenöl
- 250g Champignons, frisch, in Scheiben
- 100g Weißwein, trocknen
- 150g Risottoreis
- 450ml Gemüsebrühe
- 1 Prisa Salz
- 1 Prise Pfeffer

ZUBEREITUNG

- Knoblauch und Zwiebeln in den Thermomix geben und für 3 Sekunden auf Stufe 5 zerkleinern.
- Das Olivenöl hinzugeben und für 2 Minuten auf Sufe 1/Varoma dünsten.
- Anschließend die Champignons zugeben und für 2 Minuten bei 100 Grad Celsius auf Stufe 1 und im Linkslauf anschwitzen.
- Nun den Wein hinzugeben und für 5 Minuten, Varoma, Linkslauf und auf Stufe 1 köcheln lassen.

- Den Risottoreis in den Thermomix geben und für 7 Minuten bei 100 Grad Celsius auf Stufe 1 und im Linkslauf anschwitzen und langsam 150ml dazugeben.
- Anschließend den Reis mit Salz und Pfeffer würzen.
- Für 30 Minuten auf Stufe 1 bei 90 Grad Celsius im Linkslauf köcheln lassen.
- In den ersten 20 Minuten die restlichen 300ml Gemüsebrühe nach und nach hinzufügen.

4.2 MAKKARONI MIT TOMATEN-SCHINKEN SAUCE

WEIGHT WATCHER PUNKTE

11 pro Portion

ZUTATEN

4 Portionen

- 350g Makkaroni
- 2 Zwiebeln, halbiert
- 2 Zehen Knoblauch
- halbe Chilischote, entkernt
- 2 TL Olivenöl
- 10 Tomaten, halbiert
- 1 TL Salz
- 1 TL Pfeffer
- 8 Scheiben Schinken
- Basilikum
- geriebener Käse

ZUBEREITUNG

- Die Makkaroni laut der Verpackung kochen
- In den Thermomix die Zwiebeln, den Knoblauch und die Chilischoten geben und auf Stufe 5 für 3 Sekunden zerkleinern.
- Das Öl hinzugeben und alles für 3 Minuten bei 100 Grad Celsius auf Stufe 1 andünsten.

- Die Tomaten hinzufügen und auf Stufe 5 für 3 Sekunden zerkleinern.
- Anschließend alles für 10 Minuten bei 100 Grad Celsius auf Stufe 1 einkochen.
- Die Sauce nun mit Salz und Pfeffer würzen.
- In einer Pfanne wird der Schinken kross gebraten.
- Zum Schluss die Sauce über die Nudeln geben und mit Schinken, Basilikum und Parmensan garnieren.

4.3 FRUCHTIGES HÄHNCHENCURRY

WEIGHT WATCHER PUNKTE

6 pro Portion

ZUTATEN

4 Portionen

- 5 Möhren
- 1 Lauch
- 200g Bohnen
- 500g Hähnchenbrust
- Sojasauce
- 200g Reis
- 1 Papaya
- 700g Wasser
- 1 EL Curry
- Sambal Olek, Kräutersalz,Koriander,Tabasco, Chillipulver, Pfeffer, Worcherstersauce

ZUBEREITUNG

- Hähnchenbrust abspülen und klein schneiden. Mit dem Kräutersalz und der Sojasauce vermischen und für 20 Minuten ziehen lassen.
- Den Porree und die Möhren waschen und in große Stücke zerkleinern und zusammen mit den Bohnen in den Mixtopf geben.

- Alles auf Stufe 6 kurz verkleinern. Das Gemüse anschließend in den Varoma geben und mit etwas Kräutersalz würzen.
- In den Mixtopf Wasser geben. Den Varoma aufsetzen und für circa 15 Minuten bei Sufe 1 das Gemüse garen lassen.
- Mit angefeuchtetem Backpapier den Einlegboden auslegen und das Hähnchen darauf legen. Anschließend auf den Varoma setzen.
- Das Garkörbchen einsetzen. Den Reis hinzugeben und kurz auf Stufe 6 durchspülen. Varoma und den Einlegeboden aufsetzen á 25 Minuten auf Stufe 1
- Die Papaya halbieren, entkernen und das Fruchtfleisch herauslöffeln.
- In eine großen Behälter Gemüse, Fleisch und Reis geben und alles gut vermischen.
- Die Garflüssigkeit auffangen und 300g davon in den Mixtopf geben.
- Die Papaya, das Curry und die restlichen Geüwrze nach Geschmack hinzufügen und für 5 Minuten auf Stufe 2 bei 100 Grad Celsius kochen.
- Die Soße nun anschließend zum Rest geben und alles gut vermischen.

4.4 PUTENFRIKASSEE

WEIGHT WATCHER PUNKTE

10 pro Portion

ZUTATEN

2 Portionen

- 300 g Putenbrustfilet, gewürfelt
- 1 Stück Scharlotte
- 1 Stängel Lauch
- 1 TL Rapsöl
- 1000g Wasser
- 2 TL Salz
- 120g Reis
- 130g Erbsen
- 1 TL Gemüsebrühe
- 1 EL Créme Légére

ZUBEREITUNG

- Putenbrustfilet würfeln und in den mit Backpapier ausgelegten Varoma-Einlegeboden geben.
- Den Lauch in den Thermomix geben und für 4 Sekunden bei Stufe 4 zerkleinern. Dann zusammen mit den Erbsen in den Varoma geben.
- Die Scharlotte in den Thermomix geben und bei Stufe 4 für 5 Sekunden zerkleinern.
- Dann mit 1 TL Rapsöl bei 100 Grad Celsius auf Stufe 2 für 2 Minuten garen.

- Anschließend alles über das Fleisch verteilen.
- In den Thermomix Wasser und Salz geben. Das Garkörbchen einlegen und Reis einwiegen.
- Alles zusammen bei 30 Minuten auf Stufe 1 Varoma garen. Die Garflüssigkeit auffangen.
- Reis und Varoma zur Seite stellen.
- 250g der Garflüssigkeit mit einem TL Gemüsebrühe für 2 Minuten auf Stufe 2 bei 100 Grad Celsius aufkochen.
- Cremé Légére, Putenfleisch, Lauch sowie Erbsen zugeben und für 3 Minuten bei 100 Grad Celsius auf Stufe 1 garen.

4.5 NUDELN MIT GEMÜSEBOLOGNESE

WEIGHT WATCHER PUNKTE

6 pro Portion

ZUTATEN

4 Portionen

- 200g Nudeln
- 1 Zwiebel
- 1Knoblauchzehe
- 1 Zucchini
- 3 Möhren
- 1 Dose stückige Tomaten
- 1 Brühwürfel
- 1 EL Frischkäse
- 200g Wasser
- 1 Prise Salz
- 1 Prise Pfeffer
- 40g Tomatenmark

ZUBEREITUNG

- Nudeln laut Verpackung kochen.
- Zwiebel, Knoblauch, die Zucchini in Stücken sowie die Möhren in Stücken in den Thermomix geben und für 5 Sekunden auf Stufe 5 zerkleinern.
- Anschließend alle restlichen Zutaten zugeben und für 15 Minuten bei 95 Grad Celsius auf Stufe 1 kochen.
- Zum Schluss die Soße mit den Nudeln vermengen.

4.6 SPÄTZLE-AUFLAUF MIT HÄHNCHEN

WEIGHT WATCHER PUNKTE

11 pro Portion

ZUTATEN

4 Portionen

- 150g geschriebener Käse
- 250g Spätzle
- 1 rote Paprika, gewürfelt
- 3 Karotten, gewürfelt
- 400g Hühnerbrust
- 1 Zwiebel, halbiert
- 1 Knoblauchzehe
- 15g Öl
- 200g Créme Légére
- 200g Wasser
- 1 EL Paprikapulver
- 1 EL Gemüsebrühe
- 1/2 TL Salz
- 10g Mehl

ZUBEREITUNG

- Salzwasser zum Kochen bringen und die Spätzle 13 Minuten darin garen.
- Danach abgießen und in eine Auflaufform geben.
- Paprika, Karotten und Hühnerbrust verkleinern.

- Die Hühnerbrust danach kurz anbraten und dann alles in die Auflaufform geben.
- Die Zwiebel und die Knoblauchzehe in den Thermomix geben und für 5 Sekunden auf der Stufe 5 zerkleinern.
- Öl dazugeben und für 3 Minuten auf der Stufe 1 Varoma andünsten.
- Das Wasser, Paprikapulver, Salz, Pfeffer, Bemüsebrühe sowie Créme Légére hinzugeben und für 5 Minuten bei 100 Grad Celsius auf Stufe 2 kochen.
- Anschließend die Soße über die Zutaten in der Auflaufform geben und den geriebenen Käse darüber geben.
- Nun den Auflauf bei 180 Grad Celsius über 30 Minuten backen.

4.7 GEMÜSEAUFLAUF

WEIGHT WATCHER PUNKTE

5 pro Portion

ZUTATEN

7 Portionen

- 5 Kartoffeln
- 1 Zucchini
- 1 Kolhrabi
- 3 Karotten
- 8 Champignons
- 8 Blumenkohlröschen
- 8 Brokkoliröschen
- 1l Wasser
- 4 TL Brühe
- 1 TL Olivenöl
- 200g Lachsschinken
- 200g Gouda, gerieben

Zutaten für die Soße

- 400g Frischkäse
- 300g Sahne
- 2 TL Salz
- 1 Knoblauchzehe
- etwas Pfeffer

ZUBEREITUNG

- Das Gemüse nach Belieben vorbereiten und in den Varoma geben.
- Kartoffeln schälen und in Scheiben in den Gareinsatz geben.
- In den Thermomix das Wasser und die Brühe geben.
- Den Gareinsatz einhängen und den Varoma darauf setzen.
- Bei 24 Minuten auf Stufe 1 kochen.
- In der Zwischenzeit die Auflaufform mit dem Olivenöl einfetten und den Lachsschinken in kleine Stücke schneiden.
- Das fertige Gemüse aus dem Varoma und dem Gareinsatz zusammen mit dem Lachsschinken in die Auflaufform geben.
- Den Thermomix leeren und säubern.
- Anschließend alle Zutaten für die Soße in den Thermomix geben.
- Für 30 Sekunden auf Stufe 3 vermischen und dann 4 Minuten lang auf Stufe 2 bei 80 Grad Celsius erwärmen.
- Die Soße anschließend über den Auflauf geben.
- Den Käse darüber verteilen und für circa 30 Minuten bei 180 Grad Celsius im vorgeheiztem Backofen überbacken.

4.8 FISCHFILET MIT SENFSOßE

WEIGHT WATCHER PUNKTE

13 pro Portion

ZUTATEN

2 Portionen

- 4 Stücke Fischfilet á 125g
- Salz
- Pfeffer
- Chilipulver
- 2 EL Zitronensaft
- 1 Salatgurke, längs halbieren und entkernen
- 1 Zwiebel, halbieren
- 7 EL Weizenmehl
- 700g Wasser
- 2 TL Gemüsepaste
- 2 EL Senf
- 2 EL Créme Légére
- 150g trockenen Reis

ZUBEREITUNG

- Die Fischfilets mit Salz, Pfeffer und Chilipulver würzen und mit Zitronensaft beträufeln.
- Anschließend in den Varomaeinlegeboden legen.
- Die entkernte und halbierte Salatgurke in kleine Würfel schneiden und in den Varoma legen.

- Die Zwiebel in den Thermomix geben und für 5 Sekunden auf Stufe 5 zerkleinern.
- Das Wasser und die Gemüsepaste in den Thermomix geben.
- Den Gareinsatz in den Thermomix hängen und den Reis einwiegen.
- Varoma mit Einlegeboden aufsetzen und für 35 Minuten /Varoma/Stufe 1 garen.
- Anschließend den Reis und den Varoma warmstellen und von der Garflüssigkeit 150ml auffangen.
- Diese Garflüssigkeit wieder in den Thermomix geben und Senf, Cremé Légére und Mehl hinzugeben. Alles für 3 Minuten auf 100 Grad Celsius auf Stufe 2 aufkochen.
- Die Gurkenwürfel in den Thermomix geben und nach Geschmack würzen.
- Zum Schluss noch für 2 Minuten bei 80 Grad Celsius im Linkslauf garen.

4.9 FARFALLE MIT BROKKOLISAUCE

WEIGHT WATCHER PUNKTE

8 pro Portion

ZUTATEN

2 Portionen

- 750g Brokkoliröschen, tiefgekühlt
- 1l Gemüsebrühe
- 160g Farfalle trocken
- 1 EL Créme Légére
- 1 Dose Erbsen- und Möhrengemüse (265g)
- Salz
- Pfeffer
- Muskatnuss

ZUBEREITUNG

- Die Gemüsebrühe in den Thermomix geben.
- Die Brokkoliröschen im Varoma auf den Thermomix setzen.
- Für 12 Minuten auf Stufe 1/Varoma garen.
- Das Erbsen- und Möhrengemüse abtropfen lassen.
- Anschließend den Gareinsatz in den Thermomix hängen und die Nudeln einwiegen.
- Varoma wieder mit aufsetzen und für weitere 13 Minuten auf Stufe 1/Varoma garen.
- Die Nudeln und die Brokkoliröschen warmstellen.

- 250g von der Gemüsebrühe auffangen und wieder in den Thermomix geben.
- 1/3 von den Brokkoliröschen mit in den Thermomix geben und zusammen mit der Gemüsebrühe 10 Sekunden auf Stufe 8 pürieren.
- Créme Légére dazugeben und für 3 Minuten auf Stufe 2 bei 100 Grad Celsius aufkochen.
- Die Gewürze und das Erbsen-und Möhrengemüse dazugeben und bei 2 Minuten bei 80 Grad Celsius im Linkslauf erwärmen.
- Anschließend die Sauce mit Brokkoli und Nudeln in einer Schüssel mischen und servieren.

4.10 GRIECHISCHES RISOTTO

WEIGHT WATCHER PUNKTE

4 pro Portion

ZUTATEN

7 Portionen

- 1 grüne, rote und gelbe Paprika
- 4 Tomaten
- 3 Zucchinis
- 1 Zwiebel
- 2 Knoblauchzehen
- 2 TL Pflanzenöl
- 2 TL Tomatenmark
- Salz
- Pfeffer
- 500g Gemüsebrühe
- 200g griechische Reisnudeln
- 1TL getrockneter Majoran
- 1/2 TL getrockneter Rosmarin
- 100g Schafskäse

ZUBEREITUNG

- Paprika und Tomaten in Würfel und die Zucchini in Scheiben schneiden.
- Zwiebel und Knoblauchzehen schälen und die Zwiebel halbieren.

- Die Zwiebel und die Knoblauchzehen in den Thermomix geben und für 5 Sekunden auf Stufe 5 zerkleinern.
- 2 TL Öl hinzufügen und für 2 Minuten auf Stufe 2 bei 100 Grad Celsius andünsten.
- 2 TL Tomatenmark dazugeben und für 1 Minuten bei 100 Grad Celsius auf Stufe 2 anschwitzen.
- Paprika und Zucchini zufügen, salzen, pfeffern und die Brühe angießen.
- 200g Reisnudeln dazuwiegen und mit Rosmarin und Mayoran würzen.
- Mit Deckel für 20 Minuten bei 100 Grad Celsius auf Stufe 4 im Linkslauf kochen.
- 5 Minuten vor Ende der Garzeit die Tomatenwürfel hinzufügen und mitgaren.
- Den Schafskäse in Würfel schneiden, über den Risotto streuen und servieren.

4.11 THUNFISCHSPAGHETTI

WEIGHT WATCHER PUNKTE

10 pro Portion

ZUTATEN

4 Portionen

- 2 Zwiebeln
- 2 Knoblauchzehen
- 15g Öl
- 500g Wasser
- 2 TL Gemüsebrühe
- 20g Speisestärke, in etwas Wasser aufgelöst
- 2 Dosen Thunfisch natur, in Stücke zerpflückt
- 2 Ecken Schmelzkäse, in Stücke geschnitten
- 20 Oliven, in Scheiben geschnitten
- 1 Röhrchen Sardellen, in Stücke geschnitten
- 500g Spaghetti

ZUBEREITUNG

- Nudeln laut Verpackung kochen.
- Zwiebeln und Knoblauchzehen in den Thermomix geben und für 3 Sekunden auf Stufe 5 zerkleinern.
- Mit dem Spatel nach unten schieben, Öl hinzugeben und für 2 Minuten auf Stufe 2/Varoma andünsten.
- Wasser und Gemüsebrühe zugeben und für 5 Minuten auf Stufe 1/Varoma kochen.

- Die Speisestärke zufügen und dann für 5 Minuten auf Stufe 2/Varoma durchkochen.
- Thunfisch, Käse, Sardellen und Oliven dazugeben und für 3 Minuten bei 100 Grad Celsius im Linkslauf ziehen lassen.
- Soße über die Nudeln geben und servieren.

4.12 NUDELN MIT SPINAT UND CHAMPIGNONS

WEIGHT WATCHER PUNKTE

10 pro Portion

ZUTATEN

1 Portion

- 1/2 Zwiebel, geschält
- 1/2 Knoblauchzehe, geschält
- 10g Pflanzenöl
- 50g Champignons, geputzt
- 2 Würfel TK-Spinat
- 1/2 TL Gemüsebrühe
- 250g Wasser
- 70g Nudeln
- 1 EL Schmand

ZUBEREITUNG

- Die Zwiebel und Knoblauchzehe in den Thermomix geben und für 3 Sekunden auf Stufe 5 zerkleinern.
- Öl hinzugeben und für 2 Minuten auf Stufe 1/Varoma andünsten.
- Wasser und Gemüsebrüge zufügen und für 3 Minuten auf Stufe1 /Varoma zum kochen bringen.
- Nudeln, Spinat und Champignons in den Mixtopf geben und für 11 Minuten auf Stufe 1 bei 100 Grad Celsius im Linkslauf kochen.

- 1 EL Schmand in den Topf geben und nochmal für 1 Minuten bei 100 Grad Celsius auf Stufe 1 im Linkslauf kochen.

4.13 GEFLÜGELSPIEßE MIT ROTEM REIS

WEIGHT WATCHER PUNKTE

9 pro Portion

ZUTATEN

4 Portionen

- 300g Hähnchenbrustfilet, in Würfel
- 1 Zucchini, in halbe Scheiben
- 1 Paprika, in Stücken
- 100g Champignons, halbiert
- 6 EL Sojasoße
- 1 EL Öl
- 1 TL Chinagewürz
- 0,5 TL Chilipulver
- 0,5 TL gemahlener Ingwer
- etwas Salz

Zutaten für den Reis

- 1 Zwiebel
- 3 EL Tomatenmark
- 1 TL Brühepulver
- 250g Reis
- 20g Mehl
- etwas Salz & Pfeffer

ZUBEREITUNG

- Fleisch abwechselnd mit dem Gemüse auf einen Schaschlikspieß stecken und in den Varoma legen.
- Sojasoße, Öl, Chinagewürz, Chilipulver, gemahlener Ingwer und Salz vermengen und die Spieße damit bestreichen.
- Zwiebel in den Thermomix geben und für Stufe 5 für 5 Sekunden zerkleinern.
- 2 EL Tomatenmark, Wasser und Brühepulver dazugeben.
- Den Reis in den Gareinsatz einwiegen. Deckel und Varoma aufsetzen und für 30 Minuten auf Stufe 1/Varoma kochen.
- Die Spieße warmstellen und den Reis umfüllen.
- Zur restlichen Garflüssigkeit noch 1 EL Tomatenmark, Mehl, Salz und Pfeffer geben und für 2 Minuten auf Stufe 4 bei 100 Grad Celsius vermischen.

4.14 CURRYSCHNITZEL MIT REIS

WEIGHT WATCHER PUNKTE

11 pro Portion

ZUTATEN

4 Portionen

- 600g Schweineschnitzel, in Streifen
- 3 Paprikas, in Stücke
- Salz
- Pfeffer
- 280g Reis
- 1200g Wasser
- 2 TL Brühepulver
- 1 Knoblauchzehe

Zutaten für die Soße

- 100g Kräuterfrischkäse
- 1 TL Curry
- 0,5 TL Salz
- Pfeffer
- 1 TL italienische Kräuter

ZUBEREITUNG

- Fleisch und 2 Paprikas in den Varoma verteilen und mit Salz und Pfeffer würzen.
- Die Knoblauch und die letzte Paprika in den Thermomix geben.

- Für 5 Sekunden auf Stufe 5 zerkleinern.
- Anschließend Wasser und Brühepulver hinzugeben.
- Gareinsatz einsetzen und den Reis einwiegen.
- Deckel schließen, Varoma aufsetzen und für 30 Minuten auf Stufe 1/Varoma kochen.
- Den Varomainhalt und den Reis warmstellen.
- Zur Garflüssigkeit alle Zutaten für die Soße hinzugeben
- Für 6 Minuten auf Stufe 4 bei 100 Grad Celsius kochen.
- Soße zusammen mit dem Fleisch und dem Reis servieren.

4.15 ASIAPFANNE SÜß-SAUER

WEIGHT WATCHER PUNKTE

8 pro Portion

ZUTATEN

2 Portionen

- 80g trockener Basmatireis
- Salz
- 240g Schweineschnitzel
- Ein Paar Cashewkerne
- 500g Asia-Gemüse-Mix
- 800g Gemüsebrühe

Zutaten für die Soße

- 3 EL Sojasoße
- 1 EL Tomatenmark
- etwas Honig
- 1 TL Zitronensaft
- Pfeffer

ZUBEREITUNG

- Die Cashewkerne in den Thermomix geben und auf Stufe 8 hacken.
- Diese umfüllen und zur Seite stellen.
- Das Gemüse in den Varoma geben.
- Das Fleisch in Streifen schneiden und auf dem Einlegeboden verteilen.

- Die Gemüsebrühe in den Thermomix geben und den Reis in das Garkörbchen einwiegen.
- Den Thermomix verschließen und den Varoma aufstellen.
- Alles bei Stufe 1/Varoma für 25 Minuten garen lassen.
- Den Reis anschließend warmstellen und das Gemüse mit dem Fleisch in eine Schüssel geben.
- 80g des Suds in den Thermomix geben, Sojasoße, Tomatenmark, Honig und Zitronensaft hinzugeben.
- Alles bei 90 Grad Celsius für 2 Minuten auf Stufe 3 erhitzen.
- Anschließend die Cashewkernen hinzugeben und alles mit Salz und Pfeffer abschmecken.
- Die Soße zusammen mit dem Fleisch und Gemüse vermengen und mit dem Reis servieren.

4.16 PUTENROULADEN

WEIGHT WATCHER PUNKTE

9 pro Portion

ZUTATEN

4 Portionen

- 4 Stücke Putenschnitzel á 120g
- 1 Prise Salz
- 1 Prise Pfeffer
- 4 schwarze Oliven
- 165g Tomatenpaprika
- 4 TL Pesto
- 240g Artischockenherzen
- 200g Nudeln
- 2 TL Pflanzenöl
- 400g passierte Tomaten
- 50g Gemüsebrühe
- 1 TL Honig
- 1 EL Basilikum

ZUBEREITUNG

- Tomatenpaprika gut abtropfen lassen.
- Oliven und Tomatenpaprik in Streifen schneiden.
- Schnitzel flach klopfen, salzen, pfeffern, mit Pesto bestreichen.
- Dann mit Oliven und ein paar Paprikastreifen belegen, aufrollen und feststecken.

- Die Rouladen anschließend in den Varoma legen.
- 1l Wasser in den Thermomix geben, das Garkörbchen einsetzen.
- Für 10 Minuten auf Stufe1 bei 100 Grad Celsius zum Kochen bringen.
- Salz und Nudeln durch die Deckelöffnung in das Garkörbchen geben und mit dem Spatel gleichmäßig verteilen.
- Den Varoma mit den Putenrouladen aufsetzen.
- Alles für 15 Minuten auf Stufe1/Varoma garen.
- Die Garflüssigkeit abgießen.
- Die passierten Tomaten, Brühe, Artischockenherzen und die restlichen Paprikastreifen in den Thermomix geben.
- Auf Stufe 2 bei 100 Grad Celsius für 4 Minuten im Linkslauf aufkochen.
- Zum Schluss mit Salz, Pfeffer, Honig und Basilikum verfeinern und servieren.

4.17 PENNE MIT TOMATEN-NUSS-PESTO

WEIGHT WATCHER PUNKTE

11 pro Portion

ZUTATEN

4 Portionen

- 280g Penne- Nudeln
- 120g getrocknete Tomaten
- 4 EL Walnüsse
- 6-8 TL Halbfettmargarine
- 4 TL Tomatenmark
- 400g passierte Tomaten
- 6-8 EL Petersilie, gehackt
- 4 EL Parmesan, gerieben
- 2 Knoblauchzehen
- 1/2 TL Gemüsebrühe
- 400g Cocktailtomaten
- Salz

ZUBEREITUNG

- Die Penne laut Verpackung kochen.
- Die getrockneten Tomaten mit heißem Wasser überbrühen und für 10 Minuten ziehen lassen.
- Die Cocktailtomaten halbieren und zur Seite stellen.
- Die Walnüsse in den Thermomix geben und für 4 Sekunden auf Stufe 6 zerkleinern und danach für 1,5 Minuten im Linkslauf Varoma anrösten.

- Die Margarine zugeben und für 1 Minute bei 100 Grad Celsius auf Stufe 1 im Linkslauf schmelzen lassen.
- Tomatenmark, passierte Tomaten, Petersilie, Parmesan, getrockneten Tomaten sowie den Knoblauch zufügen und für 15 Sekunden auf Stufe 10 pürieren.
- 3 EL Nudelwasser zugeben und ggf. salzen. Alles für 10 Sekunden auf Stufe 4 verrühren.
- Etwas Wasser auf dem Herd kurz mit Gemüsebrühe aufkochen und die Cocktailtomaten kurz darin erhitzen.
- Die Penne mit dem Pesto vermengen und mit den Cocktailtomaten garnieren.

4.18 PASTA MIT RÄUCHERLACHSSOßE

WEIGHT WATCHER PUNKTE

11 pro Portion

ZUTATEN

5 Portionen

- 400g Nudeln
- 250g Schalotten
- 1 EL Öl
- 100g Wasser
- 1TL Brühepulver
- 500g Milch
- Salz
- Pfeffer
- 0,5 TL Knoblauchpulver
- 1 TL Petersilie
- 2TL Speisestärke
- 200g Räucherlachs, in Streifen

ZUBEREITUNG

- Nudeln laut Verpackung kochen.
- Die Scharlotten in den Thermomix geben und für 3 Sekunden auf Stufe 5 zerkleinern.
- Das Öl dazugeben und für 3 Minuten auf Stufe 1/Varoma im Linkslauf andünsten.
- Wasser und Brühepulver hinzufügen und für 5 Minuten auf Stufe 1 bei 100 Grad Celsius im Linkslauf kochen.

- Milch und alle Gewürzen dazugeben und für 5 Minuten auf Stufe 1 bei 100 Grad Celsius im Linkslauf vermengen.
- Die Speisestärke in einer Tasse mit etwas Wasser glatt rühren und mit dem Spatel unter die Soße rühren.
- Den Räucherlachs zugeben und nochmals bei 3 Minuten bei 80 Grad Celsius kochen.
- Zum Schluss noch mit den Nudeln vermischen.

4.19 HÄHNCHENBRUST MIT CHILI-HONIG-SOßE

WEIGHT WATCHER PUNKTE

13 pro Portion

ZUTATEN

4 Portionen

- 600g Hähnchenbrustfilet, mit Fleischgewürz gewürzt
- 300g Basmatireis
- 1 TL Salz
- 1000g Wasser

Zutaten für die Soße

- 500g Wasser
- 250g passierte Tomaten
- 1TL Salz, Pfeffer und Zwiebelpulver
- 0,5TL Knoblauchpulver
- 40g Mehl
- 180g Mais
- 1 EL Honig
- 1 EL Balsamico Essig
- Pfeffer
- Kreuzkümmel
- Thymian
- Koriander
- Ingwer

ZUBEREITUNG

- Das Fleisch in einer Pfanne mit 2 TL Öl anbraten und dann in den Varoma legen.
- Reis in das Garkörbchen wiegen, 1 TL Salz darüber verteilen und 1 Wasser darüber schütteln.
- Den Varoma aufsetzen und für 25 Minuten auf Stufe 1/Varoma kochen.
- Den Reis und das Fleisch warmstellen.
- 500g Wasser in den Thermomix zusammen mit dem Mehl geben und für 6 Minuten auf Stufe 4 bei 100 Grad Celsius kochen.
- Mais, Honig und den Balsamico Essig dazugeben und auf Stufe 1 bei 100 Grad Celsius für 1 Minute im Linkslauf kochen.
- Zu dem Reis und dem Fleisch servieren.

4.20 RAVIOLI-SPINAT-PFANNE

WEIGHT WATCHER PUNKTE

11 pro Portion

ZUTATEN

4 Portionen

- 1 Zwiebel, halbiert
- 1 Knoblauchzehe
- 1 TL Pflanzenöl
- 450g Blattspinat
- 500g Cocktailtomaten
- 1/2 TL Salz
- 1/4 TL Pfeffer
- 1/4 TL geriebene Muskatnuss
- 400g Tomatensaft
- 500g Ravioli mit Ricotta und Spinat
- 2 EL geriebener Parmesan
- 1 EL Schmand

ZUBEREITUNG

- Zwiebel und Knoblauch in den Thermimox geben und für 3 Sekunden auf Stufe 5 zerkleinern.
- Pflanzenöl hinzugeben und für 3 Minuten auf Stufe 2 /Varoma andünsten.
- Den Spinat mit 3 EL Wasser hinzugeben und für 5 Minuten bei 100 Grad Celsius im Linkslauf garen.

- Salz, Pfeffer, Muskatnuss und Tomatensaft zugeben und für 4 Minuten bei 100 Grad Celsius aufkochen.
- Ravioli und Tomaten zufügen und für weitere 5 Minuten bei 100 Grad Celsius fertig garen.
- Die Ravioli-Spinat-Pfanne mit Parmesan bestreuen. Mit Schmand als Topping servieren.

5 NACHSPEISEN

5.1 PANCAKES

WEIGHT WATCHER PUNKTE

15 pro Portion

ZUTATEN

2 Portionen

- 3 Eier
- 1 EL Zucker
- 1 Prise Salz
- 200g Naturjoghurt
- 100g Milch
- 150g Mehl
- 1 Päckchen Backpulver
- etwas ÖL

ZUBEREITUNG

- Eier, Salz und Zucker mithilfe des Schmettlings für 5 Minuten auf Stufe 4 verrühren.
- Schmetterling entfernen und anschließend den Naturjoghurt, Milch, Mehl und Backpulver hinzugeben.
- Alles auf Stufe 4 für 2 Minuten vermischen.
- In eine Pfanne bei mittlerer Stufe 1/2 TL Öl geben und den Teig in handgroßen Portionen ausbacken.

5.2 GRIEßBREI

WEIGHT WATCHER PUNKTE

4 pro Portion

ZUTATEN

1 Portion

- 250g Milch
- 20g Weichweizengrieß
- 1TL Zucker light
- 1/2 TL Backpulver

ZUBEREITUNG

- Den Rühreinsatz in den Mixtopf einsetzen.
- Alle Zutaten in den Mixtopf geben und für 11 Minuten auf Stufe 4 bei 90 Grad Celsius garen.
- Dann für Stufe 2 für weitere 8 Minuten weitergaren.

5.3 QUARKTIRAMISU

WEIGHT WATCHER PUNKTE

7 pro Portion

ZUTATEN

4 Portionen

- 500g Magerquark
- 100g Cremefine
- 2 EL Milch
- 50g Zucker
- 1 TL Vanillezucker
- 2 EL Amaretto

Bisquitschicht

- 5 Stück Löffelbisquit
- 1/8 l starker Kaffee
- 1 EL Kakaopulver

ZUBEREITUNG

- Den Quark mit der Milch in den Mixtopf geben und für 20 Sekunden auf Stufe 4 verrühren-
- Cremfine, Zucker, Vanillezucker und Amaretto dazugeben und für 1 Minute auf Stufe 5 cremig rühren.
- 4 Dessertschälchen mit je zwei Löffelbisquits auslegen und mit dem Kaffe tränken.
- Anschließend mit der Quarkcreme bedecken.
- Diesen Vorgang für die zweite Schicht wiederholen.

- Das Tiramisu für circa 3 Stunden in den Kühlschrank stellen und vor dem Servieren mit Kakao bestauben.

5.4 ZITRONEN-WÖLKCHEN

WEIGHT WATCHER PUNKTE

6 pro Portion

ZUTATEN

4 Portionen

- 500g Magerquark
- 1/2 Zitrone, gepresst und Zesten der Schale
- 3 Eier, getrennt
- 4 EL Zucker

ZUBEREITUNG

- Den Ofen auf 180 Grad Celsius vorheizen.
- Den Quark in den Thermomix geben und für 20 Sekunden auf Stufe 3 aufschlagen.
- Zitronensaft und -zesten, Eigelb und 2 EL Zucker hinzufügen und mithilfe des Spatels für 25 Sekunden bei Stufe 3 unterrühren.
- Die Masse auf 4 ofenfeste Förmchen verteilen und für 10 Minuten aufbacken.
- Den Thermomix reinigen und den Schmetterling einsetzen.
- Das Eiweiß für 2 Minuten auf Stufe 4 zu Eisschnee aufschlagen. Den restlichen Zucker einrieseln lassen.
- Die Zitronencreme aus dem Ofen nehmen, mit der Masse verzieren und für weitere 5 Minuten ausbacken bis sich das Schneehäubchen goldbraun färbt.

5.5 JOGHURT MIT FEIGE UND APFEL

WEIGHT WATCHER PUNKTE

2 pro Portion

ZUTATEN

1 Portion

- 1 Apfel, geviertelt und entfernt
- 1 frische Feige, geviertelt
- 100g Joghurt

ZUBEREITUNG

- Alle Zutaten in den Thermomix geben und für 5 Sekunden auf Stufe 5 zerkleinern.
- In ein Schälchen umfüllen und genießen.

5.6 LEICHTE VANILLE-BANANENCREME

WEIGHT WATCHER PUNKTE

3 pro Portion

ZUTATEN

6 Portionen

- 250g Milch, fettarm
- 20g Zucker
- 15g Speisestärke
- 250g Magerquark
- 200g Joghurt
- 1 EL Vanillezucker
- 1 Bananen
- 5 Tropfen Zitronensaft
- 3 Stücken Schokolade

ZUBEREITUNG

- Milch zusammen mit dem Vanillezucker, dem Zucker und der Speisestärke in den Thermomix geben.
- Für 9 Minuten auf Stufe 3 bei 80 Grad Celsius kochen.
- Danach das Flammerie abkühlen lassen.
- Quark, Joghurt, Zitronen und Bananen in den Mixtopf geben und auf Stufe 6 für circa 8 Sekunden verrühren.
- Sobald das Flammerie abgekühlt ist, zu der Quarkmasse geben und für 5 Sekunden auf Stufe 3 vermischen.
- Den Mixtopf spülen und danach die Schokolade für 10 Sekunden auf Stufe 5 schreddern.

- Die Quarkmasse auf 5 kleine Gläser verteilen und mit der Schokolade garnieren.

5.7 LIMETTENQUARK

WEIGHT WATCHER PUNKTE

2 pro Portion

ZUTATEN

4 Portionen

- 500g Erdbeeren
- 1 Limette
- 400g Magerquark
- 2 EL Mineralwasser mit Kohlensäure
- 2 TL Honig

ZUBEREITUNG

- Die Erdbeeren waschen und trocken tupfen.
- 400g der Erdbeeren im Thermomix pürieren und umfüllen.
- Die Limette waschen, die Schale abreiben und den Saft auspressen.
- Quark mit Mineralwasser im Thermomix kurz verrühren, mit Limettensaft und-schale abschmecken und mit Honig verfeinern.
- Limettenquark in Gläser umfüllen, Erdbeerpüree darauf verteilen und mit den restlichen Erdbeeren garnieren.

5.8 KAISERSCHMARRN

WEIGHT WATCHER PUNKTE

8 pro Portion

ZUTATEN

2 Portionen

- 50g Wasser
- 2 Eier
- 150g fettarme Milch
- 80g Mehl
- 1 EL Zucker
- 1 TL Pflanzenöl
- 1 Prise Salz

ZUBEREITUNG

- Die Eier trennen.
- Eiweiß und eine Prise Salz mit dem Schmettling auf Sufe 4 steifschlagen und anschließend umfüllen.
- Alle restlichen Zutaten zusammen mit dem Eingelb in den Thermomix geben.
- Für 3 Minuten auf Stufe 4 verrühren.
- Den Eischnee hinzugeben und für 10 Sekunden auf Stufe 2 im Linkslauf unterheben.
- Öl in einer beschichteten Pfanne erhitzen, den Teig hineingeben und von jeder Seite circa 2 Minuten mit Deckel backen.

- Den Kaiserschmarrn mit einer Gabel in Stücke reißen und servieren.

5.9 BEERIGE ZABAGLIONE

WEIGHT WATCHER PUNKTE

3 pro Portion

ZUTATEN

4 Portionen

- 250g Himbeeren
- 1 TL Puderzucker
- 1/2 Zitrone (Saft)
- 4 Eigelbe
- 1 EL Streusüße
- 60g Prosecco

ZUBEREITUNG

- 180g Himbeeren zusammen mit den Puderzucker und dem Zitronensaft in den Thermomix geben.
- Für 5 Sekunden auf Stufe 5 pürieren. Anschließend umfüllen.
- Den Mixtopf ausspülen und den Rühraufsatz einsetzen.
- Eigelbe, Streusüße und Prosecco in den Thermomix geben.
- Für 10 Minuten bei 70 Grad Celsius auf Stufe 3 schaumig schlagen.
- Die Eiscreme vorsichtig unter die Himbeeren ziehen.
- Die restlichen Himbeeren in 4 Dessertschalen geben und die Zabaglione darauf verteilen.

5.10 ERDBEER-RHABARBER-EIS

WEIGHT WATCHER PUNKTE

3 pro Portion

ZUTATEN

4 Portionen

- 200g Rhabarber
- 2 EL Waser
- 4 TL Honig
- 1 EL Zitronensaft
- 2 TL Vanillezucker
- 160g Rame Cremefine
- 1 Spritzer Süßstoff
- 400g Erdbeeren

ZUBEREITUNG

- Rhabarber in Stücke schneiden und mit Wasser und Honig in dem Thermomix geben.
- Auf Stufe 1 bei 80 Grad Celsius für circa 10 Minuten garen und anschließend umfüllen.
- Cremefine mit dem Schmetterlingseinsatz nicht ganz steif schlagen, umfüllen und kalt stellen.
- Erdbeeren mit Rhabarberkompott, Zitronensaft und Vanillezucker fein pürieren.
- Sahne unter die Erdbeer-Rhabarber-Masse ziehen und mit Süßstoff abschmecken.

- Die Masse für 3 Stunden in der Tiefkühlung gefrieren lassen.
- Je 4 Kugeln in Dessertschälchen verteilen und mit Erdbeeren garnieren.

Impressum: Anna Korte. Erste Auflage Februar 2017.

30482364R00056

Printed in Poland
by Amazon Fulfillment
Poland Sp. z o.o., Wrocław